Jean LIMOUZIN-LAMOTHE

Externe des Hôpitaux de Paris

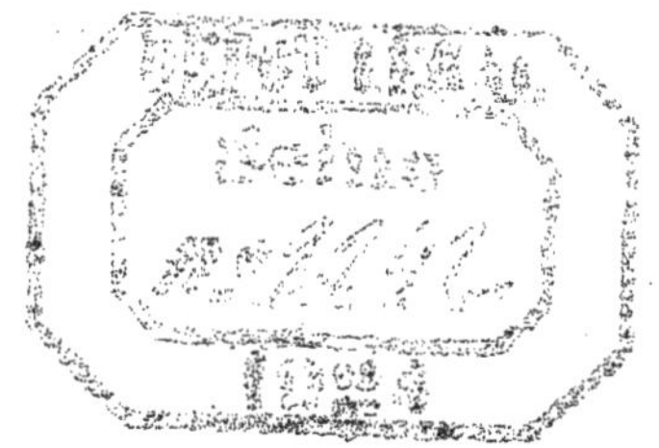

Les accidents septiques
des salpingo-ovarites

au cours de la gestation

PARIS

ÉDITIONS MÉDICALES

7, RUE DE VALOIS, 7

— 1924 —

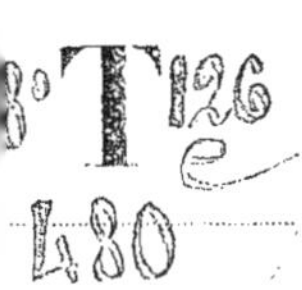

Les accidents septiques

des salpingo-ovarites

au cours de la gestation

Jean LIMOUZIN-LAMOTHE

Externe des Hôpitaux de Paris

Les accidents septiques

des salpingo-ovarites

au cours de la gestation

PARIS

ÉDITIONS MÉDICALES

7, RUE DE VALOIS, 7

— 1924 —

A la mémoire de mon père
le docteur Roger LIMOUZIN-LAMOTHE
mort victime de son dévouement professionnel.

A ma Mère.
A ma Grand'mère.
A mes Frères.
A ma Sœur.
A mes Amis.

A notre président de thèse,
M. le Professeur A. Brindeau,
Professeur de clinique obstétricale à la Faculté

qui nous a obligeamment inspiré ce travail et qui nous a fait l'honneur d'en accepter la présidence.

Hommage respectueux et reconnaissant

A mes Maîtres dans les hôpitaux :

M. le Professeur Pierre DELBET (Necker 1918-19).
M. le Docteur Georges CAUSSADE (Hôtel-Dieu
1919-1920).
M. le Docteur Albert MOUCHET (St-Louis 1920-21).
M. le Professeur Léon BERNARD (Laënnec 1921).
M. le Docteur LOUSTE (Saint-Louis, 1921-22).
M. le Docteur Paul SAINTON (Tenon, 1922-23).
M. le Professeur agrégé Maur. LŒPER (Tenon 1923)
M. le Professeur BRINDEAU (Clinique Tarnier 1924).

La question des rapports entre les annexites et la puerpéralité, de la gravité de leur association et de leurs influen-
ces réciproques a depuis longtemps préoccupé les gyné-
cologues et les accoucheurs. Les observations de péritonite pendant la grossesse publiées par Mégrat en 1883;
celles de Pierre Delbet sur les relations des salpingites et
ovarites anciennes avec l'infection puerpérale, dans son
traité des suppurations pelviennes chez la femme, en 1891;
plusieurs publications étrangères sur ce même sujet, suffisent à en faire foi. Cependant, la question n'était pas à
cette époque envisagée dans toute son ampleur, et l'on
se préoccupait surtout de l'influence des adhérences périutérines sur la marche de la puerpéralité.

Il semble malgré cela que l'étude de cette importante
question n'ait jamais reçu jusqu'à ces derniers temps, en
particulier dans les traités classiques, l'importance qu'elle
mérite. Cette lacune tenait peut-être à la rareté des cas
observés, à une époque où l'on était peu interventionniste
et où bien des péritonites n'étaient pas rattachées à leur
véritable cause.

Blanc, en 1892, publia cependant une cinquantaine
d'observations. Il s'occupait plus directement de l'influence défavorable de la grossesse sur les inflammations

périutérines et des redoutables complications qui peuvent
en résulter. Il avait en vue particulièrement la rupture
d'un pyosalpinx pendant la gestation. Mais il ne tirait
de ses observations aucune déduction thérapeutique nouvelle.

Pinard et Paquy, Fraipont, Hlawacek, Oui, se sont
occupés plus récemment de la question. Gilles, de Vésian,
Clenet y ont consacré leurs thèses.

Il faut arriver à l'important mémoire de notre maître,
M. le Professeur Brindeau, paru en 1917 dans les Archi-
ves mensuelles de gynécologie et obstétrique, pour voir
ce sujet traité complètement et pour voir un chirurgien
prendre nettement partie dans presque tous les cas en faveur
de l'intervention. M. Brindeau s'appuyait sur une statistique de 93 cas. Ses conclusions ont été reprises et déve-
loppées en 1921, dans la thèse de son élève Baudet.

Il nous a été donné d'observer récemment à la clinique
Tarnier à peu de temps de distance deux cas très démonstratifs de salpingite suppurée coexistant avec une grossesse.
Nous avons été frappé par cette répétition en un court
laps de temps de deux cas analogues, ce qui semblerait
indiquer une assez grande fréquence de cette complication; par les extrêmes difficultés que présentait le diagnostic de telles lésions qui, dans les deux cas ne fut fait qu'à
l'intervention, et par le résultat opératoire qui fut excellent
pour la mère, bien que nos deux malades aient avorté peu
de temps après l'intervention. Ces observations présentaient
aussi un gros intérêt au point de vue de l'étiologie, puisque
l'une des femmes avait des antécédents très nets de salpingite ancienne, tandis que l'autre paraissait avoir été infec-

tée depuis sa fécondation ou tout au moins à la même époque.

Nous nous sommes proposé, en publiant ces observations grâce à l'obligeance de notre maître, M. le Professeur Brindeau, d'insister sur la fréquence relative des suppurations annexielles chez la femme enceinte, sur leurs variétés anatomiques et leurs complications, sur les rapports étiologiques qui les lient à l'état de gestation, sur les grosses difficultés du diagnostic de telles lésions, et enfin sur leur haute gravité pendant la grossesse et surtout après l'acte obstétrical, gravité qui doit à l'heure actuelle entraîner dans presque tous les cas la sanction chirurgicale.

ETIOLOGIE

La question de l'association de la grossesse et des salpingo-ovarites soulève quelques problèmes étiologiques très
intéressants.

Tout d'abord celui-ci : une femme atteinte de lésions
annexielles peut-elle devenir enceinte ? Cette question a
été étudiée ces dernières années, et il semble bien qu'à
l'heure actuelle on puisse y répondre par l'affirmative,
et que le problème de la stérilité de ces femmes soit jugé.
M. Brindeau conclut nettement dans son mémoire : « Les
infections annexielles anciennes n'empêchent pas toujours
la fécondation. » On a cru longtemps qu'il n'en était pas
ainsi, et cette croyance était basée sans doute sur les cas
assez nombreux où la lésion salpingienne est bilatérale
et s'accompagne d'une imperméabilité totale des ovi-
ductes. Il est évident que dans ce cas la fécondation n'est
pas possible; et pourtant il ne faudrait pas croire à la stérilité fatale dans les lésions bilatérales, puisque Mangin,
entre autres, a vu la grossesse se développer dans 21 pour

100 de ces cas, et que nous savons, d'autre part, que la double ligature des trompes ne met pas à l'abri de la grossesse.

Mais, dira-t-on, les malades peuvent guérir médicalement de leur salpingite, et c'est peut-être des femmes guéries qu'on voit par la suite devenir enceintes. Sans doute, et, comme le faisait remarquer M. le professeur agrégé Vaudescal dans une récente leçon à la clinique Tarnier, nous verrons de plus en plus de ces guérisons médicales, grâce aux thérapeutiques nouvelles : vaccins, diathermie, air chaud, choc anaphylactique, émanations de radium. Mais la guérison clinique n'implique pas la « restitutio ad integrum » au point de vue anatomique. Au contraire, elle est souvent la conséquence d'un processus de sclérose et d'atrophie qui, loin de favoriser la fécondation, mettrait dans quelques cas un plus grand obstacle encore à la perméabilité des trompes.

Dans notre observation II, la malade atteinte de salpingite aigüe, à la suite d'un avortement en avril 1923, devint enceinte en janvier 1924, moins d'un an après sa maladie et moins de 6 mois après la fin des accidents douloureux. Il est vrai que dans ce cas les lésions étaient probablement unilatérales.

Un autre problème étiologique important découle de celui-ci : Ne retrouve-t-on pas toujours, dans les antécédents des gestantes atteintes d'accidents salpingiens, une atteinte antérieure des annexes, ou au contraire, l'infection de ces annexes est-elle possible après la fécondation ? Sans doute les lésions anciennes éteintes sont le plus souvent responsables des accidents. Il faut savoir aussi que même les lésions non éteintes, en pleine évolution, n'empêchent pas la femme de devenir enceinte, telle l'observation de Boissarie où une malade atteinte d'un phlegmon du ligament large qui se draînait de temps à autre par le rectum, devint enceinte à trois reprises et mena ses grossesses à bien. Mais il n'est pas moins vrai qu'une salpingite peut survenir au cours d'une gestation, et ce fait doit nous expliquer les cas où on ne trouve rien dans les antécédents des malades. A la vérité, il est difficile de prouver l'intégrité antérieure de trompes malades pendant la grossesse. Et cependant, bien peu nombreuses sont les lésions annexielles absolument silencieuses et qui n'ont pas, à un moment donné, occasionné au moins des douleurs.

Notre observation I est à cet égard très suggestive. La malade, mariée en juillet, n'avait jamais eu auparavant le moindre symptôme de salpingite. Elle devint enceinte en août et ne commença à souffrir qu'au milieu de septembre. Il est très probable qu'elle a été infectée après sa fécondation.

Nous connaissons d'ailleurs très bien à l'heure actuelle les différents mécanismes de cette infection pendant la grossesse. MM. Brindeau et Nattan-Larrier n'ont-ils pas montré que le gonocoque peut infecter la caduque utérine et gagner facilement l'orifice tubaire et l'ovaire, même dans les derniers temps de la gestation. Et si ce mécanisme ne pouvait être invoqué, nous savons que les annexes peuvent encore s'infecter par l'appendice (M. Brindeau en a relevé 6 cas dans sa statistique) ou par la voie sanguine, à la suite d'une infection plus ou moins atténuée : angine, grippe, coli-bacillose, oreillons, variole. Il n'est pas jusqu'au bacille de Koch lui-même qui ne puisse emprunter cette voie pour infecter les trompes au cours de la grossesse : Blanc en a pu rapporter 5 cas.

On comprend aussi d'autre part que ces différents modes d'infection pendant la grossesse doivent être également invoqués dans quelques cas, chez des femmes présentant des antécédents de salpingite ancienne, dont les lésions seraient anatomiquement et bactériologiquement guéries. Il s'agirait alors de réinfection.

Il est encore une question importante qui se pose à propos de notre sujet : du fait que l'on retrouve très souvent dans les antécédents de ces malades des affections annexielles anciennes, doit-on conclure que la grossesse réveille et aggrave les lésions éteintes de salpingite ou d'inflammation périutérine?

On sait que de telles lésions, bien que cliniquement guéries et anatomiquement sclérosées, peuvent encore contenir des microorganismes qu'une situation physiologique nouvelle, la grossesse, peut venir réveiller. Ce sont là des phénomènes bien connus de microbisme latent. Lecène et Froin en ont montré des cas très démonstratifs.

Aussi, Blanc pense-t-il que la grossesse possède une influence tout à fait défavorable sur l'évolution des salpingo-ovarites. Il donne un pourcentage de 62 pour 100 de mortalité, alors qu'il serait de 20 pour 100 seulement en dehors de l'état de gestation. (Ce chiffre énorme tient certainement à ce qu'on intervenait pas ou peu à cette époque).

On sait aujourd'hui, que, loin de généraliser cette opinion on doit tenir compte des cas nombreux où l'imbibition gravidique influence très favorablement l'évolution des annexites chroniques. Lucas-Championnière, Gouilloud, Hlawacek, Fraipont ont montré que souvent les lésions se ramollissent, s'assouplissent, que les adhérences se distendent, si bien que les femmes souffrent moins qu'avant leur grossesse.

Rappelons-nous, enfin, que dans bien des cas des lésions annexielles anciennes ou récentes laissent évoluer une grossesse sans provoquer à aucun moment de son évolution, pas plus que dans les suites de couches, de complications appréciables.

Les considérations qui précédent et qui sont d'ordre plus général ne doivent pas nous faire perdre de vue quelques points particuliers à l'étiologie des accidents de nature septique occasionnés par l'association des annexites et de la grossesse, et qui nous intéressent particulièrement ici.

Leur fréquence est assurément beaucoup plus grande qu'on ne l'a pensé jusqu'ici, et si l'on cherchait systématiquement dans les consultations de femmes enceintes celles qui présentent des douleurs avec un empâtement pelvien plus ou moins accentué, on serait sans doute surpris de leur nombre. Il ne faudrait pas croire, en effet, que ces accidents septiques se passent toujours à grand fracas, e tpar là même n'échappent pas au diagnostic. Notre malade de l'observation I n'avait ni température, ni vomissements, ni écoulements. Elle vaquait à ses occupations moins de 3 semaines encore avant son opération. Le seul symptôme qui l'obligea à s'aliter, ce fut la douleur. Le processus de suppuration, pourtant si intense chez elle, s'était effectué sans qu'elle eut jamais présenté une température d'infectée.

D'ailleurs, les nombreuses observations recueillies dans le service de M. le professeur Brindeau à la maternité de la Pitié et à la clinique Tarnier depuis ces dernières années et publiées dans son mémoire et dans la thèse de Baudet, les deux cas que nous publions et que nous avons pu observer à moins de 2 mois d'intervalle, tous ces faits nous montrent bien que les suppurations annexielles ou pelviennes au cours de la grossesse sont loin d'être une rareté. Nous avons cru bon de le souligner, puisque méconnaître ces cas, auxquels on ne pense pas assez, c'est priver les malades d'une thérapeutique efficace et leur laisser courir de graves dangers.

Nous nous demanderons encore : à quelle époque de la grossesse ces complications septiques sont-elles rencontrées le plus fréquemment? Il résulte des nombreuses observations que nous avons compulsées que c'est surtout dans la première moitié de la gestation que se produisent les accidents graves pour lesquels on est obligé d'intervenir. M. Brindeau donne comme proportion 31 pour 100 des cas au début de la grossesse. Mais il tient compte dans ce chiffre des accidents qui surviennent dans les suites de couches.

Quant aux agents microbiens en cause, ce sont les mêmes qu'en dehors de la puerpéralité, et ils sont très variés. La gonocoque est évidemment le plus souvent rencontré. Nous avons dit qu'il existait des cas de suppurations annexielles tuberculeuses au cours de la grossesse. Dans nos deux observations on trouva dans un cas du gonocoque, dans l'autre examen bactériologique fait défaut.

ANATOMIE PATHOLOGIQUE

Il faut s'attendre à trouver ici, comme dans les salpingo-ovarites observées en dehors de la puerpéralité, des
lésions anatomiques très diverses. La grossesse, d'ailleurs,
exagère sans doute ces lésions. On connaît le développe-
ment considérable des lymphatiques du péritoine pendant
l'état de gestation. Il est pour une bonne part responsable
de l'infection de la séreuse dans les cas de pelvi-péritonite
où on ne retrouve pas de perforation de la trompe. Les
annexes malades suivent aussi, assez souvent, l'ascension de
l'utérus et vont ainsi disséminer l'infection dans la grande
cavité péritonéale, bien que le plus souvent des adhérences
s'organisent dans le petit bassin et empêchent cette ascension.

Les lésions de salpingite simple, catarrhales, ou de salpingite kystique, qu'elle soit séreuse (hydrosalpinx) ou
hématiques (hématosalpinx) sont rencontrées quelquefois
au cours des interventions chez des femmes enceintes. Les
cas d'hydrosalpinx tordus sont en particulier assez fréquents. Mais ces faits n'entrent pas dans le cadre de notre
travail.

Les lésions de salpingite simple de nature purulente ne sont pas très rares. Quelque fois, on ne voit ni infection péritonéale, ni adhérences; les annexes sont absolument libres, et cependant la pression fait sourdre du pus à l'ostium abdominale. Dans d'autres cas, il y a au contraire des adhérences périannexielles étendues ou une paroi très amincie, prête à se perforer. C'est à ces lésions qu'il faut rapporter 32 cas de la statistique du professeur Brindeau étiquetés : salpingite, salpingo-ovarite ou annexites. Les abcès isolés de l'ovaire, sans participation de la trompe sont très rares.

Les lésions kystiques de nature purulente (pyosalpinx) s'observent aussi quelquefois, et M. Brindeau en rapporte 20 cas, dont un bilatéral. Là encore il y a ou non des adhérences plus ou moins étendues.

Enfin on rencontre aussi des lésions suppurées périannexielles, et c'était le cas chez nos deux malades de la clinique Tarnier. Dans ces suppurations pelviennes, il s'agit souvent d'un pyosalpinx qui s'est ouvert soit dans la cavité pelvienne où des adhérences limitent son champ d'action, soit dans le ligament large ou la gaîne hypogastrique. Dans le premier cas on a à faire à des lésions de pelvi-péritonite, dans le second à des phlegmons ou abcès pelviens.

Les lésions de pelvi-péritonite dont M. Brindeau rapporte 6 cas dans sa statistique peuvent, nous l'avons dit, s'observer sans rupture de la trompe, par simple lymphangite de voisinage. Nous savons aussi que le pus peut sourdre par l'ostium abdominale et infecter ainsi le péritoine pelvien. Plus souvent on peut voir nettement sur les pièces la perforation de la trompe. On constate alors à l'intervention, comme dans notre observation I la présence d'adhérences nombreuses, agglutinant plus ou moins les anses de l'intestin grêle qui sont plus ou moins coudées, à tel point qu'on observe quelquefois des accidents d'obstruction ou d'occlusion intestinale très graves. Quand ces adhérences sont libérées, on tombe sur une poche péritonéale purulente de plus ou moins grande étendue, dans laquelle les annexes sont incluses et où on a souvent du mal à les mettre en évidence. Le péritoine est dépoli; le pus plus ou moins crémeux et fétide selon l'ancienneté et la nature des lésions. Si l'appendice n'est pas trouvé sain, ce qui est assez fréquent, on conçoit la difficulté du diagnostic d'origine.

Les phlegmons périutérins, consécutifs à un abcès ou à une pelvi-péritonite ouverts secondairement dans le ligament large ou la gaîne hypogastrique, sont plus rares pendant la grossesse que dans les suites de couches. M. Brindeau en rapporte cependant 11 observations dans sa statistique dont 7 phlegmons du ligament large et 4 de la gaîne hypogastrique. Mais certains auteurs, de Bovis en particulier, estiment que le phlegmon périutérin est rarement d'origine salpingienne. Pour lui, la salpingite s'accompagne fréquemment de lymphangite de la portion libre du ligament large, sans plus. Le phlegmon ferait suite bien souvent soit à la lymphangite, soit à l'infection d'un hématome sous-péritanéal, soit à une thrombo-phlébite suppurée, ce qui expliquerait sa plus grande fréquence dans les suites de couches. Signalons enfin que ces suppurations pelviennes peuvent dans quelques cas se draîner par le rectum ou le vagin, ce qui est tout à fait exceptionnel pendant la grossesse.

Quant aux lésions de la péritonite généralisée, elles ne diffèrent pas de celles qu'on observe d'ordinaire dans ce cas. Elle succède à la rupture d'une poche purulente salpingienne ou d'un abcès de l'ovaire, après tiraillements par des adhérences ou fissurations septiques. Ici encore, le pus peut aussi s'écouler dans le péritoine par le pavillon. On conçoit que si les trompes ont subi, en même temps que l'utérus l'ascension dans la cavité séreuse libre d'adhérences, l'enkystement devienne alors impossible.

Un mot enfin de la bilatéralité des lésions : elle paraît assez fréquente, puisqu'on peut en relever 13 cas dans statistique de M. Brindeau.

ETUDE CLINIQUE

Les lésions des annexes au cours de la grossesse se manifestent de multiples façons. Nous n'avons pas à envisager ici les accidents que M. Brindeau a décrit sous le vocable d'accidents non septiques. Ils sont constitués par des douleurs, des déviations utérines, des hémorragies par rupture vasculaire, des accidents d'occlusion intestinale ou de torsion d'un hydrosalpinx. Ils sont dus dans la majorité des cas à des adhérences périannexielles, et on est assez souvent obligé d'intervenir de leur fait.

Seuls les accidents septiques nous arrêteront ici. Ils sont à la fois l esplus fréquents et les plus graves, et ils constituent un danger permanent pour la femme enceinte.

Les crises de salpingite aigüe pendant la grossesse sont plus rares que dans les suites de couches ou après l'avortement. Là en effet on les observe très fréquemment, soit comme poussées inflammatoires sur des lésions de salpingite ancienne restées latentes pendant la gestation, soit comme accident primitif d'une infection puerpérale. On les observe néanmoins quelquefois pendant la grossesse, et nous savons qu'elles peuvent apparaître dans deux conditions : comme poussée inflammatoire sur une annexite antérieure, ou comme premier accident chez une femme infectée depuis sa fécondation.

La douleur en est le premier symptôme, et nous savons que c'est surtout au début de la grossesse que ces accidents éclatent. Les malades ressentent d'un côté de l'abdomen ou du bas-ventre des douleurs vives, lancinantes, semblables à des coliques appendiculaires, augmentées en général par la station debout et la marche, diminuées par le repos et par la chaleur. Ces crises, rarement continues se reproduisent à intervalles très rapprochés et ne tardent pas à obliger la malade à s'aliter. Elle le fait d'autant plus volontiers qu'elle se sait enceinte.

Les pertes blanches sont en général très peu abondantes, sinon absentes. Dans nos deux cas, l'une des malades n'en a jamais eu, l'autre à peine.

Quant aux autres signes, ils ne prennent pas, du fait de la grossesse, de caractères bien particuliers. Des vomissements peuvent survenir quelquefois ; la température s'élève à 38°5-39° ; le pouls s'accélère. Mais il faut savoir ne pas compter sur ces signes pour le diagnostic. Ils sont inconstants et trompeurs, et notre observation I en est un exemple.

Au toucher, on arrive dans un des culs-de-sac vaginaux à sentir une masse plus ou moins nette, en général allongée, accollée à l'utérus ou en arrière de lui, et le plus souvent douloureuse. L'utérus est lui-même plus ou moins gros selon l'âge du fœtus, et plus ou moins contractile. Quelquefois, ce qui est rare, si on suit la malade pendant quelque temps, on peut constater l'ascension de la masse annexielle qui devient inaccessible au toucher; et dans des cas tout à fait exceptionnels, on peut la percevoir à la palpation abdominale, sur un des côtés de l'utérus.

On conçoit que le diagnostic soit des plus délicat et que l'idée d'appendicite (surtout si les lésions siègent à droite), d'avortement ou de simples douleurs névralgiques par tiraillements, si fréquentes pendant la grossesse, se présente de suite à l'esprit.

L'évolution est des plus variables. Nous verrons quelle est la conduite à tenir en pareil cas ; mais si on laisse la maladie évoluer, on peut observer bientôt toutes les formes suivantes dont le diagnostic précis est d'ailleurs le plus souvent impossible et illusoire :

D'abord, tout peu se refroidir en quelques jours, la grossesse cintinuer et arriver à terme sans accidents, avec suites de couches absolument normales. Nous verrons qu'il n'y faut pas compter et que souvent dans ce cas c'est être imprudent que se borner à attendre.

D'autres fois, la suppuration peut se développer, et l'on peut suivre par le toucher l'augmentation de volume de la tumeur annexielle, pendant que la température se maintient élevée et que les douleurs persistent : il s'est formé un pyosalpinx, souvent volumineux et dont la rupture sera pour la femme une menace constante et immédiate. Mais il faut bien savoir que ce diagnostic est cliniquement très difficile, et qu'on est souvent surpris aux interventions de trouver d'énormes poches salpingiennes qu'on n'avait pas senti au toucher, soit que l'utérus les ait masquées, soit qu'elles aient été très haut placées.

Les accidents proprement dits de suppuration pelvienne observées pendant la grossesse qui peuvent succéder aux précédents, ne donnent lieu, eux aussi, que bien rarement à des symptômes propres capables de les faire dépister avec précision. Qu'ils soient dus à la rupture d'un pyosalpinx, à l'issue du pus par le pavillon ou à la lymphangite, et quelle qu'en soit la variété anatomique (pelvi-péritonite ou abcès pelviens), l'apparition de cette suppuration se manifeste encore par des douleurs, de la fièvre et la constatation d'une masse juxta-utérine, qui peut augmenter de volume, s'étendre davantage autour de l'organe gestateur et empiéter de l'autre côté jusqu'à remplir tout le pelvis, ou au contraire rester assez limitée. Nous verrons à quelles erreurs de diagnostic on est ainsi exposé et combien les deux cas que nous publions sont instructifs à ce sujet.

Signalons ici des faits analogues à celui que rapporte Boissarie et dont nous avons déjà parlé dans lesquels ces suppurations pelviennes préexistent à la grossesse et où celle-ci ne semble pas beaucoup influencée par ces phlegmons, pas plus d'ailleurs que par leur incision. « Les phlegmons para-utérins, dit M. Brindeau, dans son mémoire, semblent être moins graves que les infections annexielles lorsqu'ils évoluent pendant la gestation. Les premiers sont moins influencés parce qu'ils sont extragénitaux. » Les cas n'en sont point exceptionnels, et des observations de Gordes, Oui, Hlawacek en font foi.

Reste la péritonite généralisée qui peut succéder à toutes ces complications. A vrai dire, elle est assez rare pendant la grossesse, bien que M. Brindeau ait pu en recueillir 32 observations. On en conçoit toute la gravité quelque soit le mécanisme de la pénétration du pus dans le péritoine qui, à l'étage supérieur de l'abdomen se défend moins bien que le péritoine pelvien, et d'autant moins que la grossesse l'a transformé selon le mot de M. Brindeau en une véritable « éponge lymphatique ». Les symptômes diffèrent en rien de ceux de la péritonite aiguë ordinaire; elle est presque toujours mortelle si on l'abandonne à elle-même. On conçoit aussi que plus la grossesse est avancée, plus cette complication est à craindre.

Nous ne serions pas complet sur l'évolution de ces accidents si nous ne signalions la relative fréquence de l'avortement ou de l'accouchement prématuré dans ces cas, et cela sans aucune espèce d'intervention. M. Brindeau a trouvé, sur 80 cas où les renseignements ont été suffisants 46 accouchements à terme, 25 avortements et 9 accouchements prématurés. Le mécanisme en est aisé : les tiraillements par les adhérences, les déviations utérines qui se voient souvent même dans les cas septiques expliquent une partie des cas. L'autre est le résultat des poussées inflammatoires et de l'infection toujours plus ou moins accentué de la caduque utérine.

DIAGNOSTIC

Le diagnostic positif de ces suppurations annexielles
pendant la grossesse ne doit pas être négligé. Bien souvent il permet à lui seul de se faire une idée exacte des
lésions, idée que confirmera l'intervention. C'est dire qu'il·
faut avant tout penser à cette association chez une femme
enceinte qui souffre d'une façon un peu anormale. On
n'y pense pas assez en général, et cela tient peut-être à
la méconnaissance de la relative fréquence de ces accidents et de leur caractère souvent insidieux.

L'interrogatoire sera alors orienté dans ce sens, et on
en tirera d'utiles indications au point de vue des antécédents et des accidents actuels : la femme a-t-elle été soi-
gnée antérieurement pour une salpingite? Ses règles
étaient-elles régulières et normales? A-t-elle eu des pertes en jaune verdâtre, des douleurs pelviennes? A-t-elle
avorté antérieurement? Quel est l'âge de sa grossesse actuelle? On cherchera s'il n'y a pas eu de possibilité
d'infection depuis la fécondation : appendicite, maladie
générale, tentative d'avortement criminel. Autant de renseignements qui seront, suivant les cas, très précieux.

L'examen physique aura une grande importance. Il faudra analyser avec soin les caractères de la tumeur annexielle perçue au toucher : sa situation, son volume, ses connexions, sa sensibilité.

C'est par ces moyens qu'on arrivera à éliminer les nombreuses causes d'erreur de diagnostic. Et cela est souvent particulièrement difficile, comme ce fut le cas pour nos deux malades.

La première erreur consiste, au début d'une grossesse et lorsqu'il existe une masse annexielle, à méconnaître cette grossesse. Nous savons en effet que ces accidents salpingiens se manifestent souvent au début. D'autre part, certains utérus cordiformes, certaines formes de grossesse mal placée, la grossesse angulaire par exemple, peuvent au début de la gestation occasionner des douleurs et jouer parfaitement au toucher la tumeur annexielle. Si l'utérus gravide est maintenu en rétroversion, le diagnostic est plus difficile encore. Il faut dans tous ces cas rechercher avec soin les signes de grossesse au début. Il faut savoir faire la part des choses et ne pas ignorer que des adhérences inflammatoires ou même des collections du petit bassin sont souvent capables de provoquer des déviations utérines, que le fibrôme qui peut aussi induire en erreur est plus dur, fait corps avec l'utérus. Il faut surtout connaître la possibilité de ces erreurs de diagnoctic pour n'y pas tomber.

Deux diagnostics retiendront plus longtemps notre attention :

D'abord l'*appendicite*, si els lésions siègent à droite. On sait combien sont voisins les signes cliniques des salpingites et des appendicites. Au point de vue anatomique, les lésions donnent lieu aux mêmes variétés (poussées inflammatoires, abcès, adhérences). On connaît aussi la fréquence de l'appendicite pendant la grossesse et son rôle dans l'étiologie des péritonites de la gestation : Pénard dans sa thèse en rapporte de nombreux cas. La constipation doit jouer ici un rôle important. On sait enfin combien sont fréquents les retentissements des lésions de l'appendice sur les trompes. Le « flirt » appendiculo-ovarien est bien connu, et nous avons vu à l'étiologie quel rôle l'appendice pouvait jouer dans l'infection primitive des trompes au cours de la grossesse. On voit donc combien ces questions sont liées l'une à l'autre et on conçoit que si une appendicite évolue pendant la grossesse il est extrêmement difficile de faire la part des lésions annexielles.

Mais si les accidents de salpingite-ovarites sont isolés, ce qui est loin d'être toujours facile à démêler, c'est à l'étude minutieuse et appronfondie de chaque symptôme qu'il faudra demander un diagnostic d'origine. On cherchera avec soin la localisation de la douleur. On se rappellera que le point de Mac-Burney se déplace en haut et en dehors à mesure que la grossesse se développe; que des abcès appendiculaires isolés sont rarement perçus par le toucher vaginal. On tâchera de vérifier l'intégrité des annexes. On recherchera les antécédents intestinaux, ou au contraire les antécédents génitaux (pertes vaginales, avortements, etc.). La notion de bilatéralité prendra enfin ici toute son importance.

L'autre grande cause d'erreur, c'est la *grossesse extra-utérine*, et notre observation I en est un exemple typique. La jeune femme, mariée depuis peu, ne commença à souffrir du bas-ventre que quelques jours après son retard de règles. Elle n'avait eu ni fièvre, ni pertes suspectes. La masse qu'on sentit au toucher fut considérée comme une grossesse ectopique, et l'on fut vivement surpris à l'intervention de trouver une volumineuse collection purulente.

Il faut bien avouer que dans un cas semblable l'étude la plus serrée des symptômes ne permet pas toujours un diagnostic certain. Ce diagnostic n'a peut-être pas d'ailleurs beaucoup d'importance, puisque la conduite à tenir ne diffère pas dans les deux cas. Il faudra néanmoins toujours conserver des doutes et s'attacher à étudier la grosseur de l'utérus qui est peu augmenté de volume dans la grossesse ectopique. On se rappellera que dans cette affection l'unilatéralité est habituelle. Les pertes irrégulières et douloureuses de sang brun noirâtre, l'expulsion de débris de caduque, la tendance aux syncopes sont autant de symptômes propres à la grossesse extra-utérine, qu'il sera toujours bon de rechercher.

Signalons encore dans certains cas la possibilité d'erreur par l'idée de kyste suppuré de l'ovaire. Cette hypothèse avait été sérieusement prise en considération dans notre observation II.

Si la grossesse est très avancée, c'est encore à l'appendicite qu'on pensera volontiers. Mais ici, deux nouvelles causes d'erreur se présentent à la pensée : la cholecystite et la pyélonéphrite. Il faudra alors étudier à fond les antécédents des malades, les signes propres à ces deux affections, et faire au besoin une recherche bactériologique dans les urines. On pensera aussi qu'une trompe malade peut, dans ce cas, être sentie par le palper abdominal sur un des côtés de l'utérus et qu'alors cette trompe est le plus souvent douloureuse.

Le diagnostic de la nature des lésions est très difficile. A-t-on à faire à une lésion aseptique ou à une lésion purulente? En l'absence de fièvre surtout, cette différenciation est presque impossible. Dans notre observation II, on avait pensé à une torsion d'hydrosalpinx. Peu importe d'ailleurs, le danger, quoique moins immédiat, demeure réel et la conduite à tenir ne diffère pas.

Quant à savoir quelle est la variété anatomique de la lésion, c'est le plus souvent aussi un problème difficile. S'agit-il d'une pelvi-péritonite enkystée, d'un pyosalpinx non rompu, d'un phelgmon du ligament large ou de la gaine hypogastrique? Tout au plus peut-on percevoir quelquefois dans le Douglas ou dans un cul-de-sac latéral une collection fluctuante. Ce diagnostic est pourtant très utile, puisque dans certains cas de phlegmons pelviens il permettra de choisir l'intervention et de la limiter, par exemple, à un drainage par le vagin.

Enfin, il faudra, devant le tableau d'une péritonite généralisée pendant la grossesse se demander quelle est sa cause. Là encore c'est l'appendicite qui égarera le diagnostic, et bien souvent celui-ci ne sera fait qu'à l'intervention ou à l'autopsie. Il faudra donc étudier les antécédents des malades, et connaître la fréquence et la gravité des salpingites compliquant la grossesse.

PRONOSTIC

Ce que nous avons dit au sujet de l'évolution nous dispensera d'insister beaucoup sur le pronostic.

D'une façon générale, nous savons aujourd'hui d'une manière indiscutable que si dans certains cas la gestation exerce sur les lésions anciennes de salpingo-ovarite une influence favorable, il en est d'autres où elles les aggrave considérablement; et M. Brindeau pense que la nature bactériologique de ces lésions doit entrer pour une bonne part dans l'appréciation du pronostic. Le gonocoque est incontestablement l'agent le plus redoutable.

D'une façon plus spéciale aux accidents suppurés, il est hors de doute que les salpingites septiques constituent toujours un grave danger pour la gestante. On ne sait jamais comment évoluera une poussée inflammatoire au niveau des annexes chez une femme enceinte. On ne sait pas si un pyosalpinx, un abcès ovarien, une pelvipéritonite enkystée, un phlegmon pelvien ne vont pas avant la fin de la grossesse, se rompre dans un péritoine libre et provoquer ainsi des accidents presque toujours mortels. Les observations n'en sont pas rares, et souvent dans ces cas l'intervention est trop tardive. Il faut se rappeler à ce propos que plus la grossesse est avancée, plus les accidents sont graves; nous en connaissons la raison, et nous savons qu'heureusement les accidents sont plus fréquents au début de la grossesse. On ne sait pas non plus si ces accidents ne seront pas plus ou moins rapidement cause d'interruption de la grossesse. Or nous savons que les accidents septiques que nous avons décrit, s'ils sont relativement peu fréquents pendant la gestation, le sont beaucoup plus après l'acte obstétrical. C'est là un fait important dont on doit tenir grandement compte.

On ne sait pas aussi, quoique ces faits soient exceptionnels si les lésions annexielles ne seront pas cause de dystocie au moment de l'accouchement soit par brides (M. Brindeau a pratiqué récemment à la clinique Tarnier une opération césarienne pour brides d'origine inflammatoire qui mettaient obstacle à l'accouchement), soit par l'obstruction pelvienne que peuvent produire des poches purulentes, et qu'il a fallu ponctionner dans certains cas publiés par Schmith, Vincent. On ne sait pas enfin, si la grossesse est menée à bien, comment se feront les suites de couches, qui ont présenté souvent dans ces cas des accidents de la plus haute gravité. Les traumatismes de l'accouchement (contractions, expression, manœuvres intra-utérines) sont quelquefois la cause de la rupture d'une poche suppurée de la trompe ou de l'ovaire dans la grande cavité péritonéale. Pierre Delbet a rapporté 8 observations de péritonites généralisées produites dans ces conditions, dans son traité des suppurations pelviennes chez la femme. On sait aussi que les grands accidents septiques de l'infection puerpérale surviennent beaucoup plus volontiers chez des femmes qui ont eu déjà les annexes malades, surtout si c'était pendant la grossesse.

Enfin le pronostic fœtal doit également entrer en ligne de compte dans la discussion du traitement. Nous avons dit déjà que la grossesse est assez souvent interrompue spontanément. Dans les cas d'accouchement prématuré, l'enfant est quelquefois expulsé mort. Nous savons aussi que les infections maternelles se propagent au fœtus par le placenta : cette notion nous explique les cas où des enfants de femmes ayant présenté des suppurations annexielles au cours de leur grossesse, expulsés en état de vitalité parfaite, sont morts rapidement au milieu de phénomènes d'infection ou d'intoxication profonde, tels que cyanose, hypothermie, convulsions.

Sans doute voit-on aussi des cas où les femmes mènent à bien leur grossesse et où les suites de couches sont parfaites. Il n'en est pas moins vrai que d'après les statistiques de Blanc et de Brindeau, la mortalité maternelle générale oscille entre 42 et 49 pour cent. Ce chiffre, bien que basé sur un certain nombre de cas anciens qui donnent une idée peu exacte de la gravité actuelle, se passe de commentaires. Il suffit à lui seul à affirmer la gravité des salpingo-ovarites de la grossesse.

TRAITEMENT

A l'heure actuelle, maintenant que nous avons vu des cas plus nombreux, que nous pouvons mesurer en nous appuyant sur des faits précis les risques que comporte l'acte chirurgical chez des femmes enceintes présentant des suppurations annexielles ou pelviennes, notre action doit être guidée avant tout par cette idée :

Toutes les fois que le diagnostic est certain, même si les lésions n'occasionnent pas de signes fonctionnels ou généraux graves et menaçant la vie de la femme, même si l'on peut légitimement espérer mener la grossesse à bien, il est préférable d'intervenir. Cette intervention a le plus souvent une utilité actuelle au point de vue de la marche de la grossesse. Elle a, en tous cas, une valeur prophylactique indiscutable pour la vie de la mère, et les accidents mortels possibles avant la fin de la gestation et surtout dans les suites de couches suffisent, en pareil cas, à légitimer cette conduite.

Examinons de plus près chaque cas particulier :

Il est bien certain que si les accidents observés sont très bénins et que seules quelques douleurs fassent penser à

de vieilles lésions de salpingite ancienne plus ou moins
tiraillées par l'utérus gravide, il n'y a pas lieu d'intervenir. Ces cas n'entrent pas d'ailleurs dans le cadre de
notre étude. Encore doivent-ils être un avertissement à
surveiller de très près ces femmes pendant leur grossesse
et une indication utile à intervenir rapidement si des accidents septiques se produisaient.

Mais dans tous les autres cas, il faut agir exactement
comme si la femme n'était pas enceinte. Peut-être même
ne serait-il pas exagéré de dire qu'il faut agir surtout parce
que la femmme est enceinte, puisque nous savons d'une part
que la gestation exagère souvent la gravité des salpingites, et que d'autre part il s'agit de permettre à une femme
qui a relativement peu de chances d'avoir un nouvel enfant
de mener sa grossesse à bien.

En dehors des accidents non septiques (hydrosalpinx
tordu, occlusion intestinale) qu'il faut le plus souvent
opérer très rapidement, la conduite interventionniste pour
les accidents qui nous occupent ici ne doit être discutée
que dans un cas :

On s'est demandé si, dans une crise aigüe de salpingite au cours de la grossesse il ne valait pas mieux, avant
d'intervenir, laisser refroidir les lésions plutôt qu'opérer
en pleine poussée aigüe. Il faut évidemment tenir compte
dans ce cas de l'âge de la grossesse, du temps qui s'est
écoulé depuis le début des accidents, de l'intensité des
réactions locales. Mais, en principe, il vaut mieux avant
d'opérer laisser refroidir les lésions tout en surveillant la
malade de très près pour intervenir immédiatement aux
premiers symptômes de péritonite, s'ils se produisent.

Ensuite, dès que les symptômes seront atténués, on pratiquera l'ablation des annexes malades, en ayant soin de ne pas déchirer trop brutalement les adhérences pour ne pas rompre un pyosalpinx et ne pas infecter le péritoine s'il est intact.

Les différentes formes de suppurations pelviennes seront traitées comme en dehors de la grossesse. Chaque fois qu'on aura pu faire le diagnostic d'une collection purulente bombant dans un cul-de-sac vaginal ou dans la fosse iliaque, on la drainera soit par l'abdomen, soit par colpotomie, et s'il est possible on pratiquera en même temps l'ablation des annexes causes de cette suppuration.

La péritonite généralisée sera traitée aussi comme si la femme n'était pas enceinte. On ne s'occupera pas du fœtus : ni avortement, ni accouchement rapide, ni césarienne. Le mieux est d'enlever les annexes si c'est possible et de drainer. Mais il faut bien savoir que le résultat est en général peu favorable.

Dans toutes ces interventions, il faudra seulement s'efforcer de toucher à l'utérus le moins possible pour ne pas réveiller les contractions de cet organe. On en verra pourtant se produire quelquefois sous les yeux pendant l'opération, comme dans notre observation II. Dans les jours qui suivent, il sera bon, dans le même but, de ne pas hésiter à morphiniser les opérées avec des doses de 3 à 4 centigrammes pendant 4 à 5 jours.

Si le diagnostic est hésitant, il est bien certain que la conduite sera la même dans la plupart des cas. Qu'il s'agisse en effet d'abcès appendiculaire ou salpingien, de kyste suppuré de l'ovaire ou de grossesse ectopique, l'indication opératoire rapide n'en existe pas moins dans tous ces cas.

Il est difficile de s'appuyer sur des chiffres pour juger des résultats opératoires. Trop de circonstances entrent en jeu dans chaque cas particulier pour qu'on puisse tirer des statistiques une valeur absolue. Elles ont cependant une valeur relative qu'il ne faut pas négliger.

Si nous examinons la statistique de M. Brindeau qui s'appuie sur 93 cas, nous voyons, au point de vue des résultats pour la mère, que la proportion des guérisons est de 86 pour cent chez les opérées, et 38 pour cent seulement chez les non opérées. Mais il entre dans cette proportion tous les cas d'accidents non septiques qui ne nous occupent pas ici. Pour les accidents suppurés, nous pouvons relever nettement 34 interventions avec 25 guérisons, qui se répartissent ainsi : 5 colpotomies avec 3 guérisons; une incision d'abcès avec guérison; 7 salpingectomies avec 5 guérisons; une laparotomie suivie de mort; 4 hystérectomies avec 2 guérisons; 11 castrations bilatérales avec 10 guérisons; et 5 appendicectomies et salpingectomies avec 4 guérisons. Ces chiffres nous donnent une proportion de 73,5 pour 100 de guérisons. Dans les mêmes cas d'accidents suppurés non opérés la proportion des guérisons serait de 44 pour cent seulement, sans parler bien entendu des accidents qui peuvent survenir ultérieurement, à l'occasion d'une nouvelle grossesse par exemple. Dans les deux cas inédits que nous publions, la guérison a été obtenue assez rapidement et tout à fait complète. Il faut avouer que tous ces chiffres donnent une impression bien favorable des avantages qu'on peut tirer de l'opération au point de vue de la vie de la mère.

Il faut aussi parler de l'avenir du fœtus. Sans doute sa vie est de moindre importance, surtout dans les premiers mois de la grossesse, et en cas de danger pour la mère il ne faudrait pas hésiter à négliger un fœtus compromis. L'interruption de la grossesse n'en présente pas moins dans certains cas de graves inconvénients. Aussi faut-il se demander si elle est plus fréquente après l'opération ou dans les cas où la maladie a été abandonnée à elle-même. Il semble bien d'après les 13 observations complètes que nous avons soigneusement étudiées et que nous résumons ci-après, toutes du service de M. Brindeau, que l'interruption de la grossesse soit un peu plus fréquente dans les cas où l'on a pas opéré. Mais il faut bien savoir cependant qu'à ce point de vue les résultats de l'opération sont moins bons et que l'avortement s'observe souvent dans les jours qui suivent, même si on a morphiné largement la malade. Malgré cela, il faut se rappeler que ces avortements postopératoires sont en général très bénins et n'ont pas de suites fâcheuses comme on en observe souvent à la suite d'avortements spontanés. La péritonite généralisée est en effet assez fréquente après ceux-ci, et l'intervention pratiquée à ce moment donne bien rarement des résultats favorables.

Nous résumons dans le tableau suivant les constatations qui découlent des observations dont nous avons parlé et qu'on trouvera à la suite de ce travail. Toutes ont trait à des accidents septiques de salpingo-ovarite au cour

de la grossesse. Leur valeur est, bien entendu, toute relative, mais nous avons pensé qu'il était intéressant de les
examiner et de comparer leurs résultats.

a) On n'est pas intervenu pendant la grossesse (8 fois).
- 7 fausses couches
  - 5 morts
  - 2 guérisons
- 1 accouchement à terme.
  - 1 mort

b) On est intervenu pendant la grossesse (5 fois).
- 3 avortements
  - 3 guérisons
- 2 accouchements à terme.
  - 2 guérisons

Observation I (inédite). — *Service de M. le Professeur*
Brindeau, à la Clinique Tarnier
Annexite suppurée — *Intervention* — *Avortement*
Guérison

Mme L..., 22 ans, entrée à la clinique le 7 décembre 1923 pour grossesse compliquée, d'environ trois mois et demi.

Pas d'autres antécédents qu'une typhoïde à 18 ans. Réglée à 17 ans ; règles très régulières, non douloureuses, abondantes (sept jours). Jamais de pertes blanches. N'a jamais eu de crises douloureuses ni de poussées fébriles.

Mariée en juillet 1923. Après cette date, elle a encore ses règles le 15 août, très courtes (deux jours) mais à l'époque normale. Elle continue à avoir des rapports avec son mari jusqu'au début de septembre.

Vers le 5 septembre, elle ressent des élancements dans le bas-ventre, survenant surtout au repos. Pas de fièvre. Pas de vomissements. Elle continue à faire son ménage. Ne suit aucun traitement, sauf quelques compresses chaudes sur le ventre.

Le 15 novembre, elle consulte un médecin qui la lavemente pour une constipation rebelle et la sonde deux ou trois fois parce qu'elle a de la difficulté à émettre plus de quelques gouttes d'urine claire, sans dépôt, non albumineuse. Elle reste alors couchée trois semaines. Elle souffre, mais n'a toujours ni fièvre ni écoulements.

Entre à la clinique le 7 décembre. M. Brindeau trouve une masse remontant à l'ombilic avec, au-devant, une autre masse plus petite. La masse postérieure offre la consistance d'un utérus gravide et se contracte. L'antérieure a une consistance irrégulière. On pense à une grossesse ectopique.

Opérée le 8 décembre. Anesthésie à l'éther. Longue incision dépassant l'ombilic. On ouvre la grande cavité péritonéale seulement au-dessous. Tout est masqué par le grand epiploon qu'on resèque. Puis second plan formé par un toit d'anses grêles agglutinées, la plupart coudées à angle aigu, très adhérentes. On les libère aux ciseaux. Pendant ces manœuvres, il s'écoule du pus lié, sans odeur. On explore à nouveau la région et l'on s'aperçoit qu'il est impossible de libérer le toit intestinal. On se contente de draîner la poche après avoir préservé les intestins par une mèche. Il s'agit d'une femme enceinte atteinte de supppuration pelvienne·

Le même soir, à 9 heures, la femme, qui avait été très agitée toute la journée, expulse spontanément un œuf contenant un embryon d'environ trois mois et demi.

Le 20 décembre : au toucher, utérus rétroversé légèrement, sensible mais mobile dans tous les sens. Culs-de-sac libres. La malade perd un liquide blanc roussâtre depuis son opération.

Le 5 janvier, la malade ne souffre plus. La plaie opératoire est en voie de cicatrisation complète. Perd du sang rouge en grande quantité depuis quarante-huit heures (retour de couches prématuré). Douglas et culs-de-sac latéraux absolument indolores quoique un peu empâtés. Etat général absolument satisfaisant.

Sort de la clinique peu après, guérie.

———

Obs. II (inédite). — Service de M. le Professeur Brindeau
Annexite suppurée — Extirpation des annexes
Avortement — Guérison

Mme C..., 31 ans. Mariée depuis 1917. Réglée à 15 ans; règles toujours régulières, mais douloureuses et peu abondantes (deux jours).

En 1921, accouchement normal : garçon bien portant à l'heure actuelle. Il y a 1 an, fausse-couche d'un mois. Curettage quelques jours après parce que fièvre. Trois semaines après, crise de salpingite aigüe très douloureuse avec pertes blanches. Entre temps, phlébite du membre inférieur gauche. Reste couchée d'avril à juillet. Les règles sont revenues, normales.

Bien portante jusqu'en janvier 1924. A cette époque, suppression des règles et petits signes de grossesse. Presque aussitôt, les douleurs reparaissent, violentes dans le bas-ventre. Très peu de pertes blanches. Tous les soirs, 38°-38°5 pendant les mois de janvier et février. Malgré cela ne s'alite pas complètement.

Le 6 mars, entre à Tarnier. M. Brindeau qui l'examine pense à un kyste suppuré de l'ovaire, à une salpingite suppurée ou à un hydrosalpinx tordu. Impossible de préciser le diagnostic.

Opérée le 8 mars : Anesthésie à l'éther. Incision verticale sous-ombilicale. L'utérus apparaît immédiatement au-dessus de la symphyse gros, mou, congestionné. Autour de lui il y a des adhérences, principalement à droite et au fond. Une partie des adhérences est facile à libérer, mais lorsqu'on veut sectionner celles qui réunissent les annexes à l'utérus, on s'aperçoit que celles-ci sont très adhérentes au Douglas et principalement à la fosse iliaque interne. On arrive peu à peu à les décoller. Une poche se rompt laissant écouler une cuillerée à soupe de pus fétide. On continue la décortication et on enlève les annexes malades. Lavages du Douglas avec compresses et éther. L'utérus ne s'est pas contracté au début, mais dès que l'on ferme la paroi, on voit se produire une contraction très nette sous les yeux. Petite mèche dans le Douglas. Hémostase facile.

Le 24 mars, très facilement, et après quelques douleurs, avortement de deux mois et demi environ. En deux temps :

expulsion du fœtus, puis curage digital ramenant le placenta. Hémorragie assez abondante. Sérum 1 litre.

Le 8 avril, état général très satisfaisant, la plaie est presque complètement cicatrisée. Considérée comme guérie.

Obs. III (résumée; in thèse Baudet)
Abcès de l'ovaire — Avortement — Phénomènes infectieux
Opération — Guérison

Mme X..., 32 ans. Accouchement en mai 1919. En septembre : douleurs, pertes blanches, masse près de l'utérus. En octobre, arrêt des règles. Le 8 décembre, frisson, perte de sang avec gros caillots.

Entre à l'hôpital le lendemain. 39°, douleurs vives, glace sur le ventre. Le 23 décembre, l'abdomen bombe dans sa partie sous-ombilicale droite, défense musculaire. Utérus gros, masse dans le cul-de-sac droit. Au bout de dix jours, pas d'amélioration. Laparatomie : trompe droite épaisse débouchant dans abcès de l'ovaire. Salpingectomie, ovareictomie droite. Guérison.

Obs. IV (résumée; in thèse Baudet)
Pelvi-péritonite — Avortement — Péritonite généralisée
Opération — Mort

Primipare à 3 mois, souffrant depuis le début. Antécédents de salpingite. Quelques jours avant son entrée, pertes de sang avec gros caillots : expulsion d'un œuf de trois mois.

Dès le lendemain, élévation thermique, vomissements verts.
On l'amène en pleine péritonite. Météorisme, utérus gros,
col ouvert, Douglas empâté.

Laparatomie; il s'écoule un flot de bouillon sale. Dans le
Douglas, limité par des adhérences, pus crémeux, épais.
Utérus est sain. La trompe droite grosse; il s'écoule du pus
par l'ostium abdominale. Résection des annexes droites;
lavage à l'éther. Mort le lendemain.

Obs. V (résumée; in thèse Baudet)
Salpingite — Péritonite généralisée — Intervention
Avortement — Guérison

Primipare à 3 mois et demi. N'a jamais souffert du ventre. Pertes blanches et douleurs à droite depuis le début.
Amenée à la Pitié à la suite d'une crise plus violente, avec
le diagnostic d'appendicite.

Peu à peu s'accuse le tableau d'une péritonite généralisée.
Au toucher : col fermé, ramolli, utérus de trois mois. Empâtement dans les culs-de-sac postérieur et droit. On hésite
entre salpingite et appendicite compliquant la grossesse.

Opération trente-six heures après le début des accidents. Issue de bouillon sale. Trompe droite se présente
rouge, œdematiée. Ecoulement de pus épais par l'ostium :
résection. Appendice sain.

Le lendemain, explusion d'un œuf complet (le travail
de l'avortement était sans doute commencé avant l'opération).

Guérison complète quelques jours après.

Obs. VI (résumée; in mémoire Brindeau)
Salpingite gauche — Avortement — Péritonite
Intervention — Mort

Mme X... se présente à Saint-Antoine, parce qu'étant enceinte de deux mois, souffre du ventre et perd du sang. Dans ses antécédents : une grossesse, quelques pertes blanches et des douleurs abdominales.

Etat général paraît bon. Utérus gros. Col entrouvert· Examen douloureux. On décide d'attendre.

Dans la nuit suivante, expulsion d'un œuf de deux mois. Trois jours après, tableau de péritonite généralisée. Opérée de suite.

Liquide séreux dans le péritoine. Trompe gauche rompue, laissant couler du pus ; ablation ; draînage abdomino-vaginal.

L'état général s'améliore et se maintient. On espère la guérison. Six jours après, mort par congestion pulmonaire.

Obs. VII (résumée : in-mémoire Brindeau)
Salpingite double — Avortement — Péritonite — Opération
Mort

Mme G..., enceinte de deux mois (cinquième grossesse). Entrée à Saint-Louis pour douleurs, pertes sanguines. Fièvre 38°· A fait il y a quelques mois une fausse couche de trois mois. A la suite, double salpingite et a refusé d'être opérée.

Huit jours après son entrée, avortement avec rétention du placenta. Curage digital le lendemain, bientôt suivi du tableau de péritonite généralisée. Opérée d'urgence : grande quantité de pus dans le péritoine. Volumineuse poche salpingienne rompue à gauche. Salpingite ancienne à droite. Hystérectomie supra-vaginale. Mort quarante-huit heures après l'opération.

Obs. VIII (résumée; in mémoire Brindeau)
Salpingite — Avortement — Phénomènes infectieux
Intervention — Mort

Mme R..., enceinte de deux mois, entre à Saint-Louis. Elle vient de sentir violente douleur dans l'abdomen et a perdu sang, caillots et débris membraneux.

Elle est pâle. Pouls 120. Température 39°. Col entr'ouvert· Grosse masse volumineuse et rénitente dans le Douglas. On pense à hématocèle par rupture de grossesse tubaire.

On l'opère : flot de pus provenant d'une poche de la trompe droite. L'autre trompe est épaisse et ahérente. Hystérectomie supra-vaginale. Double draînage. Le lendemain succombe au milieu de phénomènes de péritonite aiguë. (Elle avait probablement avorté avant son entrée à l'hôpital).

Obs. IX (résumée; in mémoire Brindeau)
Abcès de l'ovaire — Avortement — Péritonite — Mort

Mme R..., primipare à 19 ans, se présente à Saint-Louis pour menaces d'avortement. Elle est enceinte de cinq mois environ. Souffre du ventre depuis un an. A eu avant sa grossesse une poussée de péritonite. Souffre davantage depuis qu'elle est enceinte.

Aspect pâle, souffreteux· Perd du sang. Température 38°5. Fosse iliaque gauche douloureuse. Le lendemain, expulse un fœtus de 400 grammes. Quelques heures après, tableau de péritonite qui s'aggrave dans la soirée. Mort le lendemain.

A l'autopsie, sérosité purulente dans le péritoine. Trompe gauche rouge et grosse. Ovaire gauche volumineux, rempli de petits abcès.

Obs. X (résumée; id.)
Salpingite — Intervention — Accouchement à terme
Guérison

Mme L..., III° pare. A eu deux accouchements normaux. Souffre de métrite depuis quelque temps. Non réglée depuis trois mois. A l'examen, utérus de trois mois et demi et près de lui, petite tumeur allongée, douloureuse. On pense à salpingite compliquant la grossesse ; on opère :

Trompe droite distendue de pus ; on l'extirpe· Suites opératoires normales. Pendant trois jours, contractions utérines calmées par la morphine. Sort quinze jours après. Suivie pendant sa grossesse. Accouchement normal. Suites de couches parfaites.

Obs. XI (résumée; id.)
Abcès de l'ovaire — Accouchement à terme — Péritonite
Intervention — Mort

Mme D..., primipare de huit mois entre à la Maternité pour douleurs abdominales violentes. Un mois après, accouche normalement. Le lendemain se plaint du ventre et présente, vingt-quatre heures après, tous les signes d'une péritonite généralisée. On pense à appendicite.

Incision de la fosse iliaque droite. Issue abondante de pus. La main ramène un volumineux ovaire farci d'abcès. Lavage à l'éther· Draînage. Mort deux jours après.

Obs. XII (résumée; id.)
Salpingite — Intervention — Accouchement à terme
Guérison

Mme L..., 29 ans, enceinte de trois mois. Accouchement normal il y a trois ans. Blennorrhagie ancienne. Depuis un

an souffre du ventre et a des pertes blanches. Ses douleurs
sont plus vives depuis sa grossesse actuelle.

Bon état général. Pas de fièvre. Au toucher, utérus de
3 mois. Dans le Douglas, tumeur arrondie, rénitente, douloureuse. On pense à kyste suppuré de l'ovaire.

On opère : utérus adhérent au Douglas. Trompe droite
contient liquide séro-purulent. On la libère et on la résèque.
Suites parfaites. Injections de morphine. Accouchement à
terme. Guérison.

Obs. XIII (résumée; id.)

Salpingo-ovarite — Avortement — Intervention — Guérison

Mme B..., secondipare. Antécédents : avortement de qua-
tre mois; leucorrhée depuis trois ans. Enceinte de deux
mois. Entre à la clinique Tarnier pour pertes de gros caillots depuis huit jours.

Au toucher, col perméable. Utérus de deux mois. A gauche de lui, masse du volume d'une orange, mobile, très douloureuse. Glace sur le ventre.

Le lendemain, pertes abondantes; tendance aux syncopes,
pâleur. On fait un curettage qui ramène des débris de caduque et de placenta. L'état général reste mauvais pendant
huit jours. Température 38°-39°. La masse semble augmenter; la malade souffre beaucoup. On l'opère :

Utérus gros; annexes gauches grosses et adhérentes. Une
poche se rompt en les sectionnant : pus abondant, jaune, sans
odeur. On enlève une tumeur formée par trompe et ovaire
adhérents et purulents.

La malade se rétablit peu à peu. Guérison.

Au moment où nous achevons cette étude, M. le Professeur Brindeau veut bien nous communiquer une troisième observation toute récente de la clinique Tarnier et qui intéresse de très près notre sujet. Bien qu'elle ne soit pas complète, puisqu'il est prématuré de porter un pronostic certain quant à l'avenir de la femme et de sa grossesse, nous croyons intéressant de la publier.

Obs. XIVe (inédite). Service de M. le Professeur Brindeau

Mme B..., 33 ans, entre à la clinique, le 8 avril, parce qu'elle souffre du ventre depuis un mois. Elle est enceinte d'environ trois mois et demi. Aucun antécédent génital, jamais de pertes. Règles régulières. Grossesse et accouchement normaux il y a dix-huit mois. Dernières règles, 18 décembre. Presqu'aussitôt après a commencé à perdre en blanc rosé. Ces pertes n'ont pas cessé complètement. N'a commencé à souffrir qu'en février, mais depuis les douleurs se sont accentuées et l'ont obligé à cesser tout travail et à s'aliter. N'a jamais eu de température élevée.

Au toucher : empâtement douloureux, surtout à droite. Le d'agnostic est posé : salpingite compliquant la grossesse.

Opérée le 10 avril : incision verticale sous-ombilicale. L'utérus est à 4 travers de doigt au-dessus du pubis. Il est très mou et ne se contracte pas sous la main qui le palpe. On trouve les annexes droites verticales, complètement adhérentes au fond du Douglas. Mais ces adhérences sont très friables et se laissent facilement dissocier. On se contente de les libérer. Du côté gauche, mêmes lésions mais beaucoup moins accentuées. Corps jaune à gauche. L'appendice semble normal, on l'enlève cependant. Anesthésie au chloroforme.

Le 14 avril : a reçu 3 centigrammes de morphine tous les jours. L'utérus ne paraît pas avoir tendance à se contracter. La malade se remet peu à peu.

CONCLUSIONS

Il importe de bien connnaître aujourd'hui les rapports des salpingo-ovarites avec la grossesse, puisque, dans tous les cas, on doit tirer de cette connaissance une déduction chirurgicale des plus utiles pour les malades:

Une femme atteinte d'annexite ancienne peut parfaitement devenir enceinte. La majorité des cas de salpingo-ovarite compliquant la grossesse doit être ainsi rapportée à des lésions anciennes. La gestation qui, quelquefois améliore ces vieilles lésions, doit beaucoup plus souvent les réchauffer. Dans d'autres cas, plus rares, l'affection est contemporaine de la grossesse ou contractée depuis la fécondation.

Parmi les accidents observés, ceux que l'on doit rapporter à des lésions septiques de suppuration sont certainement plus fréquents qu'on ne l'avait pensé jusqu'à ces dernières années.

Au point de vue anatomique, on peut avoir à faire à toutes sortes de lésions, depuis la salpingite simple jusqu'aux phlegmons étendus du petit bassin. La pelvi-péritonite enkystée, le pyosalpinx sont assez fréquents. Les abcès isolés de l'ovaire et les phlegmons périutérins sont plus rares.

Ces lésions ne donnent pas lieu à des caractères cliniques bien tranchés. Aussi le diagnostic en est-il le plus souvent d'une grande difficulté, en particulier avec l'appendicite et la grossesse extra-utérine.

Le pronostic est toujours grave. C'est pourquoi l'intervention rapide, à titre prophylactique, aussitôt le diagnostic posé, semble pleinement justifiée par les complications souvent mortelles qui peuvent survenir soit pendant la fin de la grossesse, soit surtout dans les suites de couches.

Si l'interruption de la grossesse est assez souvent observée à la suite de l'opération, la mortalité maternelle n'en est pas moins fort diminuée et les résultats sont en général tout à fait satisfaisants.

BIBLIOGRAPHIE

—————

BALDY. . . . . *Obst. soc. of Philad* (avril 1887).

BAUDET. . . . . *Thèse de Paris* (1921).

BLANC. . . . . *Bull. soc. d'obst. et gyn. de Paris* (1893).

BOISSARIE. . . . . . . *Ann. de gyn.* (1874).

BOWEE. . . . . *Americ. Journ. of obst* (1900).

BRINDEAU. . . . . *Soc. d'obst. de Paris* (1908).

BRINDEAU. . . . . *Arch. mensuel. de gyn. et obst.* (1917)

CLÉNET. . . . . *Thèse de Paris* (1916).

CORNILLON. . . . . . *Thèse de Paris* (1872).

DELAGÉNIÈRE. . . . *Arch. province de chir.* (1894).

DELBET. . . . . *Suppurations pelviennes chez la femme* (Paris 1891).

FAURE et SIREDEY. *Manuel de gynécologie.*

FRAIFONT. . . . . . . *Nouv. arch. d'obst.* (1894).

GILLE. . . . . *Thèse de Nancy* (1900).

GOUILLOOD. . . . . . *Congrès de chirurgie* (Paris 1894).

HLAWACEK. . . . . . *Monatschuft f. Geb. und Gyn* (1897)

LECÈNE et FROIN. . *C. R. Ac. des Sciences* (mai 1916).

MARY. . . . . *Thèse de Paris* (1908).

MÉGRAT. . . . . *In Blanc.*
OUI. . . . . *Revue unit. d'obst et gyn. (vol. X).*
PAQUY. . . . . *Thèse de Paris (1897).*
PÉNARD. . . . . *Thèse de Paris (1912).*
PINARD et PAQUY. . *Soc. d'obst. et de pédiat. (1901).*
VAUDESCAL. . . . . *Leçon à la clinique Tarnier (1924), inédite.*
VÉSIAU. . . . . *Thèse de Toulouse (1902).*